AF392789

612.531.6

Pathogénie des Déformations de la face dans les Polypes naso-pharyngiens.

PAR

J. BRISSON (de Lyon).
Interne des Hôpitaux.

La cavité naso-pharyngienne constitue la partie supérieure du pharynx. C'est au niveau de la paroi supérieure, dans cette épaisse trame fibreuse qui tapisse la face inférieure de l'apophyse basilaire, que naissent et se développent les productions fibreuses connues sous le nom de polypes naso-pharyngiens. Leur marche est extensive, leur développement progressif, et bientôt le volume de la tumeur sera trop considérable pour la capacité de la cavité. Le polype dépassera dès lors ses limites en prenant la voie de ses communications avec les cavités voisines. Le naso-pharynx s'ouvre dans le pharynx proprement dit, dont il est séparé par le voile du palais ; c'est la voie la plus large, la plus fréquemment suivie. Il s'ouvre également dans les fosses nasales dont les deux orifices postérieurs, les choanes, forment elles aussi, une large solution de continuité. Ce sont donc là les deux cavités voisines du côté desquelles le polype trouvera l'issue la plus facile. Les fosses nasales reçoivent l'abouchement des sinus de la face : l'entrée, toujours ouverte, de ces cavités, fournira aussi une issue facile au polype au cours de son développement progressif ; le sinus maxillaire sera le plus souvent envahi. Mais il existe d'autres points faibles sur la paroi du naso-pharynx, et notamment sur ses parois latérales ; là l'aponévrose pharyngienne tendue entre les os, forme la seule barrière, et nous la voyons constituer seule avec les muscles de l'organe la paroi entre l'apophyse styloïde et l'aile interne de l'apophyse ptérygoïde ; la branche du maxillaire inférieur en est assez éloignée pour y laisser un vide, l'espace maxillo-pharyngien, en communication avec d'autres interstices : le tissu cellulo-graisseux forme la majeure partie de leur contenu, et c'est ce tissu qui, passant dans les cavités voisines, établit une large communication avec l'orbite par la fente sphéno-maxillaire, la fosse zygomatique, la fosse temporale et en avant la joue.

Le polype a donc, en sus des fosses nasales et de la cavité pharyngienne, une voie détournée pour s'étendre et venir se manifester sous forme de saillie sur les côtés de la face, à la région de la tempe et de la joue.

BRISSON. 1

Tel est le dispositif anatomique invoqué par tous les auteurs qui se sont occupés de cette question, pour expliquer la présence de portions du polype dans des régions de la face plus ou moins éloignées de la cavité naso-pharyngienne.

Décrits par Flaubert (1), Robert (2), Gosselin (3), Michaux (4), d'Ornellas (5), ces prolongements ont fait l'objet d'une étude plus spéciale et plus approfondie de Jamain et Terrier (6). « Les prolonge-« ments des polypes naso-pharyngiens, écrivent-ils, se font soit du « côté des fosses nasales, soit vers le pharynx buccal, soit dans les « fosses zygomatique et temporale, soit dans l'orbite, soit dans le « crâne. Les prolongements nasaux sont souvent doubles et perforent « la cloison ; l'envahissement des fosses zygomatiques, ordinairement « unilatéral, se fait par la fente pharyngo-maxillaire ; le prolongement « temporal résulte du prolongement zygomatique arrêté par la bran-« che montante du maxillaire inférieur et dévié en haut ; enfin, la « cavité de l'orbite est envahie par la fente sphéno-maxillaire et celle « du crâne, par la destruction des cellules ethmoïdales ».

La voie buccale et la voie nasale sont évidemment le plus fréquemment suivies. Quant à la voie zygomatique, temporale ou orbitaire, un certain nombre de faits ont pu nous la faire mettre en doute, à mon Maître, M. le Dr Rochet, et à moi. Il s'agissait de cas de tuméfaction temporale et génienne, d'exorbitisme coïncidant avec un volumineux polype naso-pharyngien, et pour lesquelles la présence de prolongements des polypes pouvait être mise en doute.

Nous résumerons ici nos trois principales observations :

OBSERVATION I.

M... Aug. 13 ans.

Entré salle Saint-Mathieu, à l'Antiquaille, le 1er septembre 1898. Le polype a apparu il y a 3 ou 4 mois. Début par gêne d'abord unilatérale droite, puis bilatérale, enfin impossibilité totale de respirer par le nez. Timbre spécial de la voix. Gêne de la déglutition. A l'examen de la bouche, on voit un abaissement de la partie membraneuse du voile du palais ; la tumeur descend dans le pharynx buccal, en empiétant plus du côté droit. Au toucher, consistance ferme. Les fosses nasales, examinées au spéculum nasi, ne paraissent pas intéressées. A la partie postérieure, masse blanche fibreuse obstruant complètement l'orifice postérieur des fosses nasales. Le toucher postérieur montre qu'il s'agit d'une tumeur d'origine pharyngienne, à implantation nasale secondaire. L'état des sinus n'a pas été noté. Du côté de la face, exorbitisme très marqué: tuméfactions temporale et génienne.

(1) Flaubert. *Arch. gén. de Méd.*, 3e série, t. VIII, p. 436. 1840.
(2) Robert. *Clin. chir. de l'Hôtel-Dieu*, Paris. 1869.
(3) Gosselin. *Th. Concours*, Paris, 1850.
(4) Michaux. *Bruxelles*, 1847.
(5) D'Ornellas. Th., 1854
(6) Jamain et Terrier. *Path. ext. et chir. clinique*, T. II. p. 141, 1878.

12 décembre. — Anesthésie au chloroforme ; incision longitudinale du voile du palais ; large cautérisation au thermo. Les jours suivants, on constate une amélioration notable dans la respiration nasale et la déglutition. Diminution de l'exorbitisme. Diminution des tumeurs temporale et génienne.

Le malade quitte le service en janvier 1898.

Il rentre le 8 décembre 1898.

Tous les signes fonctionnels du début ont reparu : la tumeur pharyngienne a augmenté, de même que les tuméfactions temporale et génienne, et l'exorbitisme.

5 janvier 1899. — Cautérisation large et profonde. Comme après la première intervention, diminution de l'exorbitisme et des tuméfactions de la face. Le malade quitte le service au mois de mars.

OBSERVATION II.

G... Louis, 13 ans et demi.

Entre à Saint-Mathieu le 1er décembre 1898.

Début il y a 2 ans par gêne de la respiration et de la phonation ; a été opéré de végétations adénoïdes il y a un an. La respiration et la phonation reprirent alors normales. Actuellement, déformations du visage notables : joue gauche tuméfiée, consistance molle non œdémateuse. Tuméfaction temporale gauche molle. Peu d'exorbitisme. Cavité buccale : pas de déformations de la voûte et du voile du palais. Au toucher postérieur, tumeur dure, implantée sur la cloison ; pas d'hémorragies. Fosses nasales, rhinoscopie postérieure : tumeur à implantation nasale ; — rhinoscopie antérieure : narines rétrécies, pas de déviation de la cloison. Sinus maxillaires : absolument transparents des deux côtés. Peu de signes fonctionnels.

8 décembre. — La tumeur est abordée par la voie palatine : incision longitudinale du voile du palais muqueux et membraneux. Cautérisation large au thermo.

15 décembre. — Diminution des tuméfactions temporale et génienne très notable.

5 janvier 1899. — Nouvelle cautérisation : la tumeur avait augmenté ainsi que les déformations faciales.

29 avril. — Nouvelle cautérisation.

Les cautérisations sont reprises tous les huit jours ; pointes de feu profondes au galvanocautère. Actuellement, août 1899, la tuméfaction génienne persiste assez volumineuse ; la tumeur temporale a beaucoup diminué.

OBSERVATION III.

F... Antoine, 13 ans et demi.

Entre à Saint-Mathieu le 16 septembre 1897.

Depuis sa première enfance, sensation de corps étrangers dans les fosses nasales ; à 10 ans, cette sensation se propage au pharynx. Enchirénement ; respiration nasale peu troublée. Depuis 2 mois, respiration nasale presque impossible.

Actuellement, bouche ouverte, nez aplati transversalement à sa racine, physionomie sans relief, mastication intacte. Fosses nasales : obstruction complète à droite, presque complète à gauche. Odorat à peu près aboli. Épistaxis très fréquentes. Au spéculum : fosse nasale droite complètement obstruée. Exorbitisme énorme avec épiphora surtout à droite. Cavité buccale : tumeur en saillie dans le pharynx. Au toucher, tumeur régulière, dure, sans adhérences latérales. Insertion basilaire.

24 septembre. — Opération d'Ollier. — Abaissement du nez ; incision du voile du palais ; écrasement du pédicule à l'écraseur de Chassaignac ; tamponnement des fosses nasales.

1er octobre. — Exorbitisme et tuméfaction faciale très diminuées.

10 octobre. — Nouvelle cautérisation par la voie palatine ; nouvelle séance d'écrasement.

15 octobre. — Diminution des déformations faciales.

Quitte le service en novembre.

Rentre le 16 janvier 1899 ; tous les troubles se sont accrus.

2 mai. — Cautérisation par la voie palatine.

Mêmes résultats qu'aux précédentes séances.

8 mai. — Cautérisation hebdomadaire à partir d'aujourd'hui, avec la pointe fine du thermo.

5 juillet. — Nouvel abaissement du nez. Curage du naso-pharynx et des fosses nasales.

15 juillet. — Diminution plus manifeste qu'au début des déformations ; exorbitisme très diminué, tumeur temporale à peu près disparue.

Ces trois observations nous montrent des sujets présentant tous les symptômes des polypes naso-pharyngiens ; leur affection datait déjà de plusieurs années, et la tumeur ne se manifestait pas seulement par des troubles du côté des fosses nasales et du pharynx, mais encore du côté des régions voisines : orbite, fosses temporales et joues. Nous avons vu ces régions tuméfiées, la région temporale bombée, faisant un relief de 0 cent. 5, et l'œil très notablement propulsé en avant ; tout pouvait faire supposer un polype assez développé pour pousser des prolongements en dehors de la cavité naso-pharyngienne, alors que les fosses nasales et le pharynx envahis dénotaient une extension progressive.

Un certain nombre de faits semblent néanmoins militer en faveur de troubles d'une nature différente, de troubles probablement vasculaires, dépendant de la compression mécanique des affluents veineux où se jettent les plexus zygomatique et orbitaire.

Les arguments en faveur de cette nouvelle conception des déformations faciales, qui est celle de M. Rochet et à laquelle nous nous ralliions, sont au nombre de trois.

1° C'est tout d'abord la diminution de l'exorbitisme et de la tuméfaction temporale et génienne, consécutive à l'ablation totale ou partielle de la tumeur, sans que d'ailleurs les régions intéressées aient été explorées au cours de l'intervention. Ce fait a été manifesté d'une façon toute spéciale dans l'Obs. III, où il apparut nettement quelques jours après la première opération (ligature et écrasement du pédicule, abaissement du nez), et surtout après les deux dernières interventions : l'une, cautérisation des masses polypeuses du pharynx buccal, l'autre, curage de la cavité naso-pharyngienne après abaissement du nez ; le résultat fut encore plus frappant dans ce dernier cas, et nous pûmes ainsi l'observer moins de dix jours après. Ce fait fut aussi manifeste dans les deux premières observations, la seconde surtout, où le polype ne fut pas enlevé en totalité, mais seulement cautérisé largement dans sa portion pharyngienne, après incision médiane du voile du palais.

2° Nous avons pu observer une autre particularité : c'est la reproduction très rapide de l'exorbitisme et des tumeurs génienne et temporale quelque temps après l'intervention. Dès que la tumeur reprenant son développement, apparaissait dans les fosses nasales et le pharynx buccal, les symptômes en question réapparaissaient très marqués, ne pouvant laisser supposer un accroissement aussi rapide de prolongements orbitaires, géniens ou temporaux.

3° Un dernier argument pourrait enfin être tiré de la consistance de ces tuméfactions faciales.

a) Elles n'ont pas la dureté du fibrome.

La palpation de la fosse temporale et de la joue bombées, donnent une consistance molle, dépressible. La consistance des polypes, cependant, est loin d'être uniforme dans toute l'étendue de la tumeur. Un certain nombre de faits vont, il est vrai, à l'encontre de cet argument. Verneuil (1) a montré que les polypes naso-pharyngiens peuvent être, ou bien uniformément durs, ou uniformément mous, ou encore durs, dans leur portion pharyngienne, mous, dans leurs prolongements.

Bonnes (2) montre un polype naso-pharyngien extirpé et portant quatre branches, dont l'une fibreuse, dure, les trois autres molles, de structure vésiculeuse.

1) Verneuil. *Bull. Soc. Chir.* 1881.
2) Bonnes. *Bull. Soc. Chir.* 1889

Lannelongue (1) extirpe un polype à huit ramifications dans les cavités faciales, toutes de consistance élastique uniforme.

Verneuil (2) montre un polype poussant de nombreux prolongements, et dont la consistance était molle, réductible.

Dans un seul cas, en somme, celui de Lannelongue, nous voyons relatée cette consistance élastique, caractéristique des tuméfactions que nous avons pu observer.

b) Ces tumeurs soupçonnées d'être des prolongements, n'ont pas plus la consistance de l'œdème.

La pulpe du doigt pressant sur la tumeur, ne s'y imprime pas en formant un godet plus ou moins durable ; autant à la joue qu'à la région temporale, la consistance est élastique, les tissus déprimés reviennent de suite à leur forme primitive comme dans l'angiome. Dans l'Observation III, à l'examen de l'orbite, l'œil se laissait facilement refouler en arrière ; il n'y avait pas la sensation d'une résistance comme celle qu'aurait produite un prolongement fibreux rétro-oculaire. Toutes ces données nous ont amené à faire un rapprochement entre les résultats de l'exploration de ces tumeurs et des dilatations vasculaires, le paquet vasculaire s'affaissant sous l'influence de la pression digitale et reprenant son volume primitif dès que la pression cesse, à l'instar d'une balle élastique. Il y a là une question intéressante et qui n'a pas été posée, à notre connaissance.

D'ailleurs, on est frappé en feuilletant les *Bulletins et Mémoires de la Société de Chirurgie*, de voir parmi les nombreuses observations d'extraction de polypes naso-pharyngiens, la proportion relativement faible des cas où la tumeur extirpée ait été présentée avec ses prolongements orbitaires, géniens, temporaux, où ceux-ci aient été vus au cours de l'intervention.

Robert (3) opère un jeune homme de 19 ans : la résection du maxillaire supérieure montra une tumeur avec prolongement zygomatique.

Michaux (4) les répartit en trois variétés : *a.* petits, à pédicule étroit, insertion pharyngienne ou nasale ; *b.* moyens, à insertion plus large, sans prolongements ; *c.* volumineux, à prolongements nasal, orbitaire, temporal.

Deguise (5) présente un polype enlevé à un jeune homme de 17 ans. Résection du maxillaire supérieur. La pièce montre : un prolongement dans le sinus sphénoïdal ; un, derrière l'apophyse ptérygoïde

1) Lannelongue. *Bull. Soc. Chir.*, 1873.
2) Verneuil. *Bull. Soc. Chir.*, 1884.
3) Robert. *Soc. Chir.*, 1849.
4) Michaux. *Soc. Chir.*, 1860.
5) Deguise. *Bull. Soc. Chir.*, 1864.

sur la paroi latérale du pharynx ; un, passant par la fente ptérygo-maxillaire et se divisant en trois branches : deux pour la fosse temporale, un pour l'orbite.

Dolbeau (1), un polype chez un homme de 41 ans. Mort opératoire. Exorbitis par refoulement du plancher de l'orbite.

Fleury (2), un polype à trois prolongements : nasal, pharyngien et génien, vus après résection du maxillaire supérieur. Piachaud (3), un polype chez un homme de 21 ans : un prolongement génien et un orbitaire, vus pendant l'opération. Verneuil (4), un polype à branches multiples, qui ont été supposées, à cause de l'exorbitis, de la tumeur temporale, du gonflement de la joue. Duménil (5), un polype à prolongement zygomatique, vu pendant l'opération. Lannelongue (6), homme, 17 ans ; polype formé d'une masse principale portant 8 tumeurs insérées sur un pédicule, chacune ovoïde, du volume d'une noix, remplissant les fosses nasales, l'orbite, les cellules ethmoïdales, le sinus sphénoïdal, la joue, la région temporale. Ces prolongements blanchâtres sont roses à la coupe, élastiques. Denucé (7), opérant un polype, voit un prolongement ptérygo-maxillaire.

Le Dentu (8), un polype chez un jeune homme de 17 ans ; double exophtalmie ; rien dans l'orbite. Desprez (9), un polype, jeune homme, 18 ans ; voit en réséquant le maxillaire supérieur un prolongement orbitaire et un prolongement zygomatique. Ledru (10), un polype chez un enfant, 13 ans ; après résection du maxillaire supérieur, il voit trois prolongements génien, maxillaire, ptérygoïdien. Bousquet (11), un polype, jeune homme, 16 ans ; poursuit des prolongements géniens, temporaux, sphénoïdaux. Berger (12), rapporte un cas de Calot, prolongement orbitaire soupçonné.

.·.

Comment expliquer maintenant cette dilatation vasculaire ? S'agit-il d'une compression mécanique portant sur les affluents veineux ou sur le plexus zygomatique ? Cette explication a été admise par un certain nombre d'étrangers, surtout en Allemagne. Laurens (13), dans un article

(1) Dolbeau, *Bull. Soc. Chir.*, 1862.
(2) Fleury,   —   —   1862.
(3) Piachaud,   —   —   1863.
(4) Verneuil,   —   —   1870.
(5) Duménil,   —   —   1873.
(6) Lannelongue,   —   —   1873.
(7) Denucé,   —   —   1878.
(8) Le Dentu,   —   —   1881.
(9) Desprez,   —   —   1882.
(10) Ledru,   —   —   1888.
(11) Bousquet,   —   —   1889.
(12) Berger,   —   —   1896.
(13) Laurens, *Gaz. des Hôp.*, 1895.

sur les relations des maladies du nez et de ses annexes avec les maladies des yeux, invoque, à l'appui de l'explication de certaines maladies oculaires, l'exophthalmie en particulier, la richesse entre les anastomoses vasculaires et nerveuses entre l'œil et le naso-pharynx.

Ces faits, sur lesquels ont insisté Hack, Fraenkel et Stapmann, sont importants dans l'étude de notre question ; les anastomoses veineuses avec les réseaux pharyngiens existent aussi bien pour les veines rétro-bulbaires de l'orbite que pour les plexus temporal, massétérin, alvéolaire et zygomatique. Une tuméfaction génienne, une tuméfaction temporale, un exorbitisme pourraient donc, dans bien des cas, être sous la dépendance d'un même trouble vasculaire, occasionné par le polype.

Comment déduire de cette relation la possibilité des troubles que nous venons de décrire ?

Berger (1) invoque le facteur nerveux, et plus spécialement pour l'exophthalmie, due d'après Hack (2) à une irritation du sympathique, par suite de l'engorgement du tissu érectile des cornets.

La théorie de Ziem (3), plus intéressante, peut expliquer la série des troubles produits du côté de la face par un polype naso-pharyngien. Posant en principe les anastomoses veineuses pharyngo-orbitaires, cet auteur incrimine une compression par le polype des voies veineuses : d'où arrêt de circulation du sang de retour par obstruction des voies naso-orbitaires. Il y ajoute le rôle de l'obstruction nasale, supprimant la respiration nasale, et, par conséquent, l'aspiration du sang veineux de la face.

.

Les conclusions, que nous pouvons formuler avec M. le Professeur agrégé Rochet, sont les suivantes.

Il existe donc des cas de polypes naso-pharyngiens, où l'envahissement des cavités et régions voisines par des prolongements de la tumeur de même nature qu'elle, peut être mise en doute. La façon dont se développent ces formations pathologiques, leur consistance et les relations veineuses de la face permettent de les rapporter à des dilatations vasculaires dépendant de l'extension progressive de la tumeur naso-pharyngienne et des phénomènes de compression qui en peuvent résulter.

(1) Berger. — *Rapports entre les maladies des yeux et celles du nez.* Paris, 1892.
(2) Hack. — *Wien. med. Wochens*, 1882.
(3) Ziem. — *Monats. f. Ohrenheilk.* 1889.— *Annales des Mal. de l'oreille et du larynx*, 1892.

Imprimerie de l'Institut de Bibliographie. — 11-1900. N° 229